AF399641

Hans C. Bayer

Framtiden för cancerbehandling?

Vitamin B17 och jakten på ett botemedel

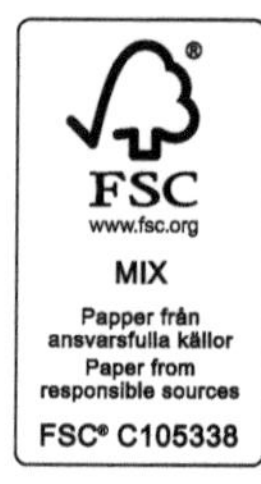

Förlag: BoD – Books on Demand, Stockholm, Sverige
Tryck: BoD – Books on Demand, Norderstedt, Tyskland

ISBN: 978-91-7699-912-7

Innehållsförteckning

Förord

Kära läsare,

Denna bok, som handlar om alternativa cancer-behandlingar såsom aprikoskärnor och vitamin B17, ger mig ett stort nöje att dela med mig av den till er. För mig är detta inte bara ett ämne som intresserar mig, utan snarare något som ligger mig varmt om hjärtat - särskilt eftersom jag personligen har tacklat de svårigheter som en cancerdiagnos medför. Min egen väg till tillfris-knande har öppnat mina ögon för alternativa behandlingar, och det är därför jag har ägnat så mycket tid åt att utforska de många fördelar som de medför.

Denna bok bygger på omfattande forskning och noggrant utvalda källor, men jag vill påpeka att den inte är någon medicinsk rådgivning, eftersom jag inte är läkare eller medicinsk expert. Det är viktigt att betona att det är viktigt för alla som överväger cancerbehandling att träffa en kvalificerad läkare och söka omfattande råd.

Kontroversen kring effekten av vitamin B17 (laetrile/amygdalin) vid behandling av cancer kvarstår än i dag, vilket har lett till att det inte godkänts i flera länder på grund av potentiell toxicitet och otillräckliga vetenskapliga bevis. Syftet med denna bok är att ge en heltäckande bild av debatten och presentera alla perspektiv på ett opartiskt sätt. Det är viktigt att förstå att

det finns motstridiga åsikter och att den omt-
vistade debatten fortsätter.

När jag förberedde denna bok var min högsta
prioritet att förbli opartisk och objektiv. Jag vill
förse dig med en mängd kunskap så att du i slut-
ändan kan komma fram till dina egna slutsatser.
Kom ihåg att det är viktigt att titta på många oli-
ka källor och perspektiv innan du fattar ett slut-
giltigt beslut.

Mitt mål med denna bok är att erbjuda en grund-
lig analys av vitamin B17, alternativa cancerbe-
handlingar och aprikoskärnor. Jag hoppas att du
efter att ha läst den kommer att ha den kunskap
och förståelse som krävs för att fatta välgrund-
ade beslut. Observera dock att denna bok inte

innehåller några specifika behandlingsmetoder eller handlingsplaner.

Denna bok är ett samarbete och jag vill tacka alla som har gjort den möjlig. Ett särskilt omnämnande tillkommer de experter, forskare och läkare vars bidrag har lyfts fram på sidorna i denna bok. Det är min uppriktiga önskan att denna bok ska vara en berikande resurs för dig och hjälpa dig att öka din kunskap om cancer och dess behandlingsalternativ.

På din resa önskar jag dig stort mod och optimism. Cancer är en allvarlig sjukdom, men den kan bekämpas med adekvat stöd, kunskap och lämplig medicinsk vård, vilket kan leda till gradvisa steg mot en hälsosammare livsstil.

Med vänlig hälsning

Hans C. Bayer

Inledning

1.1 Inledning

Sökandet efter en effektiv och tolerabel cancerbehandling har högsta prioritet för läkare, forskare och patienter världen över, och både konventionella och alternativa metoder diskuteras. Ett kontroversiellt men fascinerande ämne som utforskas i denna bok är vitamin B17 och aprikoskärnors roll i behandlingen av cancer. Strävan efter ett botemedel som räddar liv och samtidigt bibehåller en hög livskvalitet för patienterna är avgörande och analyseras därför i detalj och passionerat i Health.

Olika teorier har vuxit fram under årens lopp, vissa mer allmänt accepterade än andra. En kontroversiell metod som har uppmärksammats är användningen av vitamin B17, även kallat amygdalin eller laetrile, som utvinns ur aprikoskärnor. Förespråkare har hävdat att den är effektiv, medan kritiker har uttryckt farhågor om dess säkerhet och effektivitet.

Vårt mål med att skriva denna bok är att ta itu med ett komplext och ofta passionerat ämne. Genom att grundligt granska den aktuella forskningen om sambandet mellan vitamin B17 och cancerbehandling hoppas vi kunna presentera en rättvis och heltäckande bedömning. Som en del av vår analys kommer vi att undersöka synpunkterna från både dem som stöder vitamin B17 och dem som uttrycker tvivel om det. Med vetenskaplig nyfikenhet och eftertanke hoppas vi kunna ge våra läsare en djup förståelse för denna viktiga fråga.

1.2 Definition av vitamin B17

Låt oss dyka ner i grunderna för att förstå detta ämne. Vad exakt är ett vitamin? Det är vanligtvis en organisk förening som vår kropp bara behöver i spårmängder för att upprätthålla sina normala funktioner och sitt allmänna välbefinnande. Vitaminer spelar en viktig roll i många biologiska funktioner som ämnesomsättning, nervfunktion, tillväxt och utveckling. Eftersom våra kroppar inte själva kan producera tillräckligt med vitaminer måste vi få i oss dem via maten.

Så här ligger det till: Vitamin B17 är annorlunda. Till skillnad från de vanliga vitaminerna är vitamin B17 faktiskt amygdalin. Denna kemiska förening finns främst i fröna från vissa frukter, t.ex. aprikoser. Den innehåller en kombination av en sockermolekyl, en bensaldehydmolekyl och två cyanidmolekyler. Så det vi kallar vitamin B17 är faktiskt inte alls ett vitamin.

Amygdalin har blivit ett diskussionsämne på grund av förekomsten av cyanid. Cyanid är ett kraftfullt gift som stör cellandningen, en process som är livsviktig för varje cell i våra kroppar. I alltför stora mängder kan cyanid vara dödligt. Förespråkare av vitamin B17 hävdar dock att amygdalin har potential att bli ett värdefullt cancerbekämpande medel.

Ernst T. Krebs Jr, en amerikansk biokemist, såg ett nära samband mellan uppkomsten av amygdalin som ett möjligt medel mot cancer och krönikorna om vitamin B17. På 1950-talet inledde Krebs studier om amygdalin som ett alternativ för behandling av cancer, vilka fick stor uppmärksamhet. För att göra ämnet känt och främja dess användning skapade Krebs termen "vitamin B17". Han hävdade att den ökade förekomsten av cancer berodde på en brist på vitamin B17 i den moderna kosten.

Även om amygdalin kallas vitamin B17 är det viktigt att betona att amygdalin inte erkänns som ett vitamin av någon ackrediterad hälsomyndighet eller organisation. Det saknas solida bevis för att amygdalin tillskrivs mänsklig nödvändighet för normala kroppsfunktioner.

1.3 Historia och bakgrund till användningen av aprikoskärnor som botemedel

Att växter och frukter har läkande egenskaper är ett gammalt och invecklat koncept som har funnits i århundraden. Denna idé har använts av olika civilisationer som instinktivt insåg potentialen hos naturliga ämnen vid behandling av sjukdomar. De påstådda hälsofördelarna med aprikoskärnor har använts i många kulturer, från gamla kinesiska läkekonster till naturläkemedel som använts av indianer.

Antagandet att aprikoskärnor har cancerläkande effekter är av sent ursprung och går tillbaka på forskningsresultat från 1900-talet, främst utförda av Ernst T. Krebs Jr. och hans far Ernst T. Krebs Sr. Enligt deras forskning har amygdalin, det kemiska ämnet i aprikoskärnor, framhållits som en effektiv cancerbehandling.

Trots kontroverser i vissa kretsar har idén om vitamin B17 varit förhärskande sedan familjen Krebs forskning. Förespråkarna hävdar att amygdalin är en effektiv och organisk terapi mot cancer. Motståndare till denna uppfattning hävdar dock att det saknas vetenskapliga bevis för att stödja dessa påståenden och risken för cyanoförgiftning. Under årens lopp har båda grupperna debatterat och diskuterat giltigheten av vitamin B17.

Debatten om cancerbehandling, som involverar flera olika åsikter och teorier, belyser komplexiteten och de känslomässiga utmaningarna. För att ytterligare utforska detta ämne tar denna bok en djupgående titt på de möjligheter och hinder som är förknippade med användningen av vitamin B17 vid cancerbehandling.

1.4 Cancer: En grundläggande introduktion

Innan vi tittar på kontroverserna kring vitamin B17 är det viktigt att förstå cancer. Förökning och delning av celler är typiskt för den kategori av sjukdomar som kallas cancer.

Cellcykeln är en naturlig del av människokroppen där celler regleras för att växa och dela sig vid specifika intervall. Denna process styrs av en intern timer som är känd för varje cell; den bestämmer när den ska dela sig och när den ska dö. Cancer sätter dock dessa mekanismer ur spel.

Den okontrollerade delningen och den uteblivna celldödsprocessen leder till tumörbildning och överväxt av vävnad.

Hudcancer, bröstcancer, prostatacancer, lungcancer och tarmcancer är några av de vanligaste typerna av cancer. Beroende på vilka celler som påverkas har varje typ av cancer olika symtom och behandlingsalternativ.

I sökandet efter nya metoder och läkemedel utforskar läkare och forskare kontinuerligt nya behandlingar mot cancer. För att eliminera cancerceller kan man använda konventionella behandlingar som kirurgi för att avlägsna tumörer, kemoterapi som förstör cancerceller och strålbehandling med högenergistrålar. Dessa behandlingar har dock biverkningar och är inte alltid helt framgångsrika.

1.5 Debatten om vitamin B17 och aprikoskärnor

Sedan 1950-talet har det rått delade meningar om huruvida ett visst ämne i aprikoskärnor kan användas för att behandla cancer. Vissa förespråkare av vitamin B17 framhåller fördelarna med amygdalin, som de anser kan angripa och eliminera cancerceller medan friska celler lämnas orörda. Enligt dessa förespråkare är amygdalin ett viktigt "vitamin" som många av oss saknar i vår kost, och ett ökat intag skulle potentiellt kunna minska cancerrisken. Samtidigt har kritiker kritiserat användningen av aprikoskärnor som en obeprövad och potentiellt riskfylld metod för cancerbehandling.

Vissa kritiker är dock inte övertygade om effekten av vitamin B17 för cancerbehandling på grund av brist på konkreta vetenskapliga data. Deras största oro är det faktum att amygdalin innehåller cyanid, som kan vara dödligt om det konsumeras i stora mängder. Att konsumera vitamin B17 som cancerbehandling kan leda till att patienter avstår från beprövade cancerbehandlingar och väljer en riskabel, obeprövad metod.

Vi kommer att undersöka båda sidor av debatten mer ingående i de kommande kapitlen. Gör en vetenskaplig analys av amygdalins effekt på cancerceller och ta hänsyn till alla möjliga risker och biverkningar. Glöm inte att också undersöka de sociopolitiska aspekterna av denna kontrovers.

Syftet med denna bok är att överträffa dina för-
väntningar och uppnå de mål du har satt upp.
Syftet är att ge ett unikt perspektiv på ämnet och
erbjuda insikter och kunskap som inte finns
någon annanstans. Genom sin innovativa
språkanvändning och okonventionella presenta-
tion kommer den här boken att fängsla och en-
gagera sina läsare. Vi hoppas att den ska inspire-
ra och motivera människor att vidta åtgärder och
göra positiva förändringar i sina liv. Sammanta-
get syftar denna bok till att ge en exceptionell
läsupplevelse och överträffa alla förväntningar.

Användningen av aprikoskärnor och vitamin B17
för att behandla cancer är en komplex och kont-

roversiell fråga med medicinska, etiska och sociala konsekvenser. Med tanke på det utbredda förkastandet av dessa alternativa terapier inom det medicinska samfundet är frågan hur vi kan navigera i denna splittrande terräng. Dessutom är det viktigt att ge patienterna möjlighet att fatta välgrundade beslut om sin hälsa i en tid då både tillförlitlig och otillförlitlig information flödar. Så vad är det bästa sättet att ta itu med denna polariserande fråga?

För att belysa de vetenskapliga aspekterna av den kontroversiella debatten om vitamin B17 vill vi i denna bok ge läsarna en heltäckande och balanserad redogörelse. Vårt mål är att undersöka inte bara de vetenskapliga, utan även de sociala, kulturella och politiska dimensionerna som bidrar till att forma denna fråga.

I en värld full av hälsoinformation strävar vi efter att tillhandahålla en pålitlig och omfattande resurs baserad på vetenskaplig forskning. På så sätt vill vi utbilda läsarna om denna viktiga och komplexa fråga och ge dem möjlighet att fatta välgrundade beslut om sin egen hälsa.

För att vara tydlig är det inte vår avsikt att ersätta medicinsk rådgivning, även om vi strävar efter att tillhandahålla den mest aktuella och korrekta informationen. Om du eller någon i din närhet har drabbats av cancer rekommenderar vi att du rådfrågar en läkare eller annan sjukvårdspersonal för att hitta den bästa lösningen för just din situation.

Kapitel 2: Teorin bakom vitamin B17

2.1 Introduktion till kapitlet

Låt oss gå vidare till det andra kapitlet, där vi behandlar kärnan i ämnet: Vitamin B17. I det första kapitlet inledde vi vår undersökning med en översikt över den historiska användningen, definitionen och ursprunget till aprikoskärnor som läkemedel. I det här kapitlet fokuserar vi dock på teorin kring vitamin B17. Innan vi påbörjar expeditionen är det viktigt att förstå de två viktiga begrepp som ofta förknippas med vitamin B17 - amygdalin och laetrile.

Kemiska föreningar med samma egenskaper som vitamin B17 är amygdalin och laetrile och används ofta omväxlande. Livsmedel som aprikoser, stenfrukter och andra kan innehålla båda föreningarna, men fröna innehåller vanligtvis dem. En mängd olika livsmedel innehåller också små spår av föreningarna. Dessa föreningar har uppmärksammats mer på senare tid eftersom de sägs hjälpa till att bekämpa cancer och kan fungera som en alternativ behandlingsform.

Aprikoskärnor, amygdalin och laetrile tros ha förmågan att bekämpa cancer enligt "enzymteorin". Denna teori utgår från att dessa föreningar har unika enzymer som specifikt kan angripa elakartade celler och skona friska celler.

Innan vi tar upp denna fråga i detalj måste det betonas att idén, som förespråkas med kraft av vissa förespråkare, inte är allmänt accepterad av medicinsk personal. Effekten av vitamin B17, laetrile och amygdalin vid cancerbehandling är mycket omtvistad och framkallar ofta kontroversiella debatter, vilket vi kommer att redogöra för i detalj i detta manuskript.

Istället för att gå in på de kontroversiella aspekterna vill vi i detta avsnitt presentera de grundläggande principer och idéer som förespråkar användningen av vitamin B17 samt relaterade föreningar som en genomförbar behandling mot cancer. Vår första uppgift är att klargöra vad amygdalin och laetrile är, var de kommer ifrån och deras verkningsmekanism. Vi kommer sedan att titta på enzymteorin och hur denna uppfattning utgör grunden för att tro att aprikoskärnor och deras kemiska beståndsdelar är lovande i kampen mot cancer.

Med utgångspunkt i vår diskussion om de vetenskapliga bevisen för och emot effekten av vitamin B17, amygdalin och laetrile som cancerbehandlingar, samt de sociala, politiska och ekonomiska aspekterna, kommer vi att få insikter som gör att vi bättre kan förstå de avancerade kapitlen.

2.2 Vad är amygdalin?

Mandelkärnor gav upphov till det grekiska ordet "amygdale", som nu förknippas med en naturligt förekommande kemisk förening som kallas amygdalin. Denna förening finns i kärnorna från olika stenfrukter och är nyckeln till att förstå teorin om vitamin B17.

Cyanid är ett potent och farligt toxin som kan frigöras genom nedbrytningsprocessen av amygdalin. Amygdalin, som består av två sockerenheter och en cyanogen grupp, bryts ned i närvaro av ett specifikt enzym som kallas beta-glukosidas för att utlösa denna frisättning. Den kemiska strukturen hos amygdalin gör att denna grupp kan aktiveras under vissa förhållanden.

Cyanid, som kan döda celler, frigörs när betaglu-kosidas bryter ned amygdalin. Vissa forskare anser att amygdalin, som har potential att döda cancerceller, är en anledning till att betagluko-sidas är vanligt förekommande i många växter och i människans tarm.

Betoningen på den stabila och icke-toxiska cya-

nogena grupp som finns i naturligt förekomman-
de amygdalin är avgörande. Det är dock viktigt
att notera att denna grupp blir toxisk när den
bryts ned av betaglukosidas. Sammantaget är
livsmedel som innehåller amygdalin säkra att
konsumera, förutsatt att de inte konsumeras i
överskott eller tillsammans med vissa ämnen
som främjar frisättningen av cyanid.

Frön från olika frukter innehåller amygdalin i
varierande koncentrationer, en vattenlöslig före-
ning utan stark smak eller lukt. Aprikoskärnor är
särskilt rika på detta näringsämne, vilket är an-
ledningen till att de ofta anses vara en utmärkt
källa till vitamin B17.

Det finns olika former av amygdalin, till exempel

fritt amygdalin och bundet amygdalin. Fritt amygdalin kan tas upp direkt av kroppen, medan bundet amygdalin måste genomgå vissa processer som till exempel tillagning eller matsmältning för att omvandlas till fritt amygdalin. Det är viktigt att komma ihåg att båda formerna finns.

De potentiella cancerhämmande egenskaperna hos amygdalin, en komplex och fascinerande förening, är föremål för intensiv forskning och debatt. I de kommande avsnitten kommer vi att titta på de specifika mekanismer som vissa forskare tror kan leda till att amygdalin är effektivt mot cancer. Dessutom kommer vi att undersöka laetrile, en besläktad förening som ofta betraktas som en mer potent och koncentrerad version av vitamin B17.

2.3 Vad är Laetrile?

I centrum för debatten om vitamin B17 och dess potential vid cancerbehandling står laetrile, en förening som härrör från amygdalin och som utvecklades på 1950-talet av Dr Ernst T. Krebs Jr. Laetrile är ett halvsyntetiskt derivat som är starkt cancerhämmande ' anser att amygdalin och laetrile är effektiva i kampen mot cancer.

Namnet laetrile kommer från "almond" och "levorotatory" eftersom det härrör från mandlar, som är kända för att innehålla höga halter av amygdalin och har en särpräglad atomuppbyggnad.

Laetrile består av två sockerenheter och en cyanogen grupp som kan frigöra cyanid under vissa förhållanden. Den betraktas ofta som en mer potent version av vitamin B17, med en kemisk struktur som liknar amygdalin men med sina egna unika egenskaper. Frisättningen av cyanid kan också utlösas av amygdalin, en parallell förening till laetrile.

Även om laetrile syntetiseras från amygdalin, administreras det ofta i ett modifierat tillstånd som kan frigöra mer cyanid än den ursprungliga föreningen. Av denna anledning uppfattas laetrile av vissa människor som en starkare form av vitamin B17, men denna uppfattning är inte allmänt accepterad och orsakar debatt.

Både laetrile och amygdalin förekommer natur-

ligt i fröna från olika stenfrukter, men de bearbe-
tas och används på olika sätt. Dessutom är deras
nedbrytning i kroppen olika.

Laetril, en halvsyntetisk förening, förekommer
inte naturligt som amygdalin och därför krävs
kemisk modifiering i laboratorium. För
framställning av laetril krävs extraktion av
amygdalin från naturliga källor.

Laetrile är en kemisk förening med flera profiler
och ett kontroversiellt rykte, som följer i
amygdalins fotspår. Även om vissa individer
hävdar att den har potential att fungera som
cancerterapi, är detta argument inte enhälligt
och avvisas av många medlemmar av den medi-
cinska världen. I de kommande avsnitten kom-

mer vi att titta på de idéer och påståenden som förespråkar användning av laetrile vid cancerbehandling.

2.4 Enzymteorin

"Enzymteorin" är en spännande hypotes som vi kommer att utforska ytterligare efter att ha studerat amygdalin och laetrile. Denna teori handlar om de potentiella anti-canceregenskaperna hos dessa ämnen. Innan vi tittar på detta måste vi få en allmän förståelse för hur cancer utvecklas och sprids i kroppen.

På grund av genetiska förändringar som får celler att växa och dela sig okontrollerat, utvecklas cancer när DNA i kroppens celler skadas. Den slumpmässiga tillväxten gör att cancercellerna kan invadera och skada frisk vävnad, vilket leder till många hälsoproblem.

Genom specifika enzymer kan amygdalin och laetrile döda cancerceller utan att skada friska celler, vilket framgår av enzymteorin. Denna teori bygger på principen att vissa enzymer, främst beta-glukosidas, finns i större mängder i cancerceller än i friska celler.

Betaglukosidas är ett nyckelenzym som frigör cyanid när amygdalin och laetrile bryts ned. Enligt enzymteorin har cancerceller betydligt större mängder av detta enzym än friska celler. Därför skulle amygdalin eller laetrile sannolikt brytas ned mer i cancerceller när de kommer in i kroppen, och de högre mängderna betaglukosidas skulle leda till en lokal frisättning av cyanid i cancercellerna. Vad blir resultatet? I första hand att cancercellerna dör, eftersom de sannolikt förblir i stort sett opåverkade på grund av de lägre betaglukosidasnivåerna i friska celler.

Det medicinska samfundet kan inte helt enas om enzymteorin eftersom den bara är en hypotes. Forskarna anser att den bygger på antaganden som behöver ytterligare vetenskapliga bevis.

Beta-glukosidasnivåer i friska celler och cancerceller har inte gett några avgörande bevis för att cancerceller naturligt har högre nivåer av enzymet. Men även om selektiv frisättning av cyanid vore möjlig skulle en sådan metod otvivelaktigt ge upphov till säkerhetsproblem. Frisättning av cyanid i kroppen, även om den i första hand riktas mot cancerceller, kan leda till allvarliga hälsokomplikationer om de inte mildras på lämpligt sätt, främst på grund av cyanidens giftiga natur.

Förespråkare av enzymteorin, som trots kritik förespråkar vitamin B17, amygdalin och laetrile, anses ge värdefulla bidrag till cancerbekämpningen. Traditionella cancerbehandlingar som kemoterapi och strålning anses av många ha oönskade biverkningar och begränsad effekt, vilket leder till ett sökande efter alternativa metoder för cancerbehandling och förebyggande.

De potentiella fördelarna med amygdalin och laetrile har förbisetts, men enzymteorin erbjuder ett intressant alternativ. Dessa idéer är inte okontroversiella, och vissa menar att det medicinska etablissemanget och läkemedelsindustrin medvetet ignorerar deras potentiella fördelar. Dessa påståenden ifrågasätts dock av många som konspirationsteorier.

Enzymteorins rimlighet som förklaring till amygdalins och laetriles anticanceregenskaper kan inte nog understrykas. Det finns dock få vetenskapliga bevis för dessa ämnens effektivitet. Även om vissa in vitro-studier har visat lovande resultat när det gäller att bekämpa cancerceller, är resultaten av studier på människor inte entydiga.

Vid en första anblick framstår enzymteorin som en fascinerande, om än kontroversiell, metod för att bekämpa cancer. Även om denna synpunkt förtjänar att undersökas, är det viktigt att bekräfta konkret vetenskapligt stöd innan man tar den som fakta. När vi fördjupar oss i de följande kapitlen kommer vi att undersöka de aktuella bevisen och kontroverserna kring vitamin B17, amygdalin och laetrile.

2.5 Näringens roll

Vitamin B17 anses vara lovande i kampen mot cancer, och även om kosten spelar en viktig roll är den bara en del av ekvationen. Allmän hälsa och förebyggande av sjukdomar är också viktiga aspekter av nutrition. Därför kan en balanserad kostplan göra mycket för att minska risken för flera typer av cancer, och detsamma gäller omvänt för en ohälsosam kost. I detta sammanhang kan man lugnt dra slutsatsen att vitamin

B17 kan spela en viktig roll vid behandling av cancer.

För att få i dig tillräckligt med vitamin B17 är det viktigt att tänka på varifrån det kommer. Aprikoskärnor är den mest kända källan till amygdalin, som producerar vitamin B17, men det finns också rikligt med amygdalin i livsmedel som äppelkärnor, körsbärskärnor, mandlar och persikokärnor. Av den anledningen rekommenderar många som förespråkar vitamin B17 en kost som är rik på dessa typer av livsmedel för att säkerställa optimala amygdalinnivåer.

Hur effektivt vitamin B17 bekämpar cancerceller kan påverkas av kosten. Man tror att vissa kosttillskott och livsmedel kan förändra kroppens absorption och metabolism av laetrile och amygdalin, vilket i sin tur kan öka eller minska dess potential som medel mot cancer.

Vitamin B17:s förmåga att bekämpa cancerceller kan eventuellt förstärkas med hjälp av vissa enzymer och näringsämnen. Rhodanese, som finns i olika livsmedelskällor som grönsaker och kött, kan minska toxiciteten hos cyanid som frigörs vid nedbrytningen av laetrile och amygdalin. Baserat på dessa resultat kan en ökning av vitamin B17-nivåerna potentiellt skada cancerceller utan att skada friska celler.

Att inkludera C-vitamin i kosten kan stärka kroppens förmåga att absorbera och utnyttja fördelarna med vitamin B17. Man tror att C-vitamin

bekämpar och upphäver effekten av fria radika-
ler som kan bildas under metaboliseringen av
amygdalin och laetrile.

Det är viktigt att betona att dessa teorier ännu
inte har bekräftats tillräckligt av vetenskaplig
forskning. Dessutom finns det också farhågor
om säkerheten vid användning av kosttillskott
som ett sätt att förbättra absorptionen och ef-
fekten av vitamin B17. Intag av ökade mängder
vitamin B17 kan vara förenat med risker och kan
i vissa fall, när det tas tillsammans med vissa
kosttillskott, orsaka allvarliga biverkningar som
cyanidförgiftning.

Att äta aprikoskärnor och andra källor till
amygdalin och laetrile bör inte ersätta vikten av

en varierad kost. Nyckeln till god hälsa är att bibehålla balansen och inte förlita sig för mycket på vissa livsmedel eller kosttillskott. Att inkludera mycket frukt och grönsaker i kosten är viktigt för att minska risken för cancer. Det är också viktigt att tänka på andra viktiga näringsämnen och livsmedel när man äter dessa frön och källor.

Höga halter av föroreningar som bekämpningsmedel och konstgjorda tillsatser i vår mat kan utgöra en risk för vår hälsa och till exempel orsaka cancer. Därför är det viktigt att välja ekologiska livsmedel när sådana finns tillgängliga och undvika livsmedel som kan innehålla sådana ämnen. Livsmedelskvalitet är en viktig faktor att ta hänsyn till för att upprätthålla en god hälsa.

Användningen av vitamin B17 kan påverkas av vår kost och är därför en viktig faktor att ta hänsyn till. Ett tillräckligt intag av amygdalin och laetrile kan uppnås genom en balanserad kost med mycket frukt och grönsaker. Denna konsumtion kan förbättra den potentiella anticancereffekten. Det är dock viktigt att se till att dessa livsmedel är säkra och av god kvalitet och att konsumera dem på ett sätt som främjar allmän hälsa och välbefinnande. Det är också viktigt att söka professionell medicinsk rådgivning innan man gör några kostförändringar, särskilt om man planerar att ta kosttillskott för att öka absorptionen och effekten av vitamin B17.

Nästa kapitel kommer att titta på bevisen för effektiviteten av vitamin B17. Upptäck fallstudier av människor som hävdar att vitamin B17

har botat dem, samt resultat från laboratorie-
och djurstudier som visar dess effekt på cancer-
celler.

Kapitel 3: Bevis för effekten av vitamin B17

3.1 En översikt över forskning om vitamin B17

Vitamin B17 är ett kontroversiellt ämne inom vetenskap och medicin. Det är inte ett officiellt namn för ett näringsämne, utan används för att beskriva en naturlig förening som finns i vissa livsmedel, t.ex. aprikoskärnor. Förespråkarna hävdar att denna förening, som kallas amygdalin eller laetrile, kan förstöra cancerceller utan att skada friska celler. Men vad säger forskarna om detta?

Experiment som undersöker vitamin B17:s eventuella inverkan på cancer har utförts i stort antal under de senaste årtiondena. Medan vissa studier, som till stor del begränsats till in vitro-laboratorier eller djurförsök, har visat att amygdalin kan hämma spridningen av cancerceller, har andra funnit att stora mängder amygdalin kan vara skadligt eller inte visat någon signifikant effekt.

När man tittar på studier som utförts i laboratorier eller på djur är det viktigt att komma ihåg att resultaten kanske inte är tillämpliga på människor. Var uppmärksam på eventuell partiskhet i dessa studier, eftersom vissa kan ha finansierats av individer eller grupper med ett egenintresse av att visa att vitamin B17 är ett botemedel mot cancer.

Resultatens giltighet och tillförlitlighet påverkas

av studiernas kvalitet. Vissa studier måste beaktas som använde metoder som anses vara mindre tillförlitliga eller hade små urvalsstorlekar.

Det finns fortfarande många obesvarade frågor om vitamin B17:s roll vid cancerbehandling, men trots omfattande forskning är resultaten blandade.

3.2 Fallstudier och anekdotiska rapporter

På följande sidor fokuserar vi på personliga berättelser och fallstudier där verkliga människor hävdar att de har upplevt märkbara hälsofördelar, inklusive cancerremission, efter att ha införlivat vitamin B17 i sin kost. Det är viktigt att notera att dessa berättelser ger ett individuellt perspektiv och inte nödvändigtvis fungerar som avgörande vetenskapliga bevis för vitamin B17:s effektivitet. De väcker dock intressanta frågor och motiverar ytterligare undersökningar. Av integritetsskäl har vi anonymiserat namnen.

Låt oss tala om Miller, en medelålders man som diagnostiserades med tjocktarmscancer som var ganska långt framskriden. Trots att han försökte med konventionella terapier fungerade det inte, så istället började han ändra sina kostvanor och komplettera med vitamin B17 genom att äta aprikoskärnor. Efter flera månader med detta tillvägagångssätt kände sig Miller starkare och hans tumörmarkörer minskade.

Mrs Smith, en kvinna i femtioårsåldern som led av bröstcancer, inkluderade vitamin B17 i sin behandlingsplan tillsammans med kemoterapi och strålning. Anmärkningsvärt nog visade sig detta unika tillvägagångssätt vara mycket framgångsrikt för henne. Smith rapporterade ökade energinivåer och en övergripande förbättring av sina symtom.

Låt mig berätta om Schneider, en spänstig ung man som tyvärr fick diagnosen leukemi. Schneider avvek från standardbehandlingarna och valde istället alternativa lösningar, inklusive att ta vitamin B17. Och hör och häpna, efter bara några månader med denna behandling kände han en markant förbättring av sitt tillstånd.

Rörande och imponerande berättelser, men de är inte tillräckliga för att bevisa effektiviteten hos vitamin B17. Det är bara personliga erfarenheter som kan ha påverkats av olika faktorer som ledde till de nämnda förbättringarna.

3.3 Laboratorieundersökningar och djurförsök

Låt oss skifta fokus till laboratoriestudier och djurrapporter efter att ha granskat fallstudier och anekdotiska bevis. I det här avsnittet kan vi titta på det aktuella forskningsläget när det gäller vitamin B17:s påverkan på cancerceller.

Att undersöka den potentiella effekten av det cancerbekämpande vitaminet B17 kräver viktiga steg, inklusive laboratorie- och djurstudier. Dessa studier ger forskarna en kontrollerad miljö för att analysera och utvärdera effekterna av vitamin

B17 på cancerceller.

Att odla isolerade cancercellinjer i ett laboratorium är ett sätt att genomföra laboratoriestudier där cellerna ofta behandlas med olika koncentrationer av vitamin B17 för att observera en respons. Analys av celltillväxt, genuttryck, proteinnivåer och om cellerna har dött är parametrar som forskarna utvärderar. Sådana studier kan ge värdefull information om hur effektivt vitamin B17 är mot cancerceller.

Laboratoriestudier har rapporterat hämning av cancercellstillväxt och induktion av celldöd med hjälp av vitamin B17. I en studie från 2018 som publicerades i tidskriften Nutrition and Cancer undersöktes effekterna av amygdalin på bröstcancerceller. Den visade att cancercellernas tillväxt hämmades och att apoptos inducerades. Dessa lovande resultat tyder på att vitamin B17 kan ha cancerframkallande egenskaper.

Effekterna av vitamin B17 på cancer i en levande organism observeras genom djurförsök, där möss eller råttor infekteras med cancerceller och ges vitamin B17 för att övervaka effekterna på tumörtillväxten. Detta tillvägagångssätt ger värdefulla insikter om säkerheten och effekten av vitamin B17.

Under 2019 publicerade Cancer Science en djurstudie som undersökte hur Laetrile påverkar lungcancer hos möss. Intressant nog visade resultaten att Laetrile bromsade utvecklingen av lungcancerceller och ökade överlevnadsgraden hos försökspersonerna. Dessa resultat öppnar upp för nya möjligheter för den terapeutiska effekten av vitamin B17 på cancer.

Trots uppmuntrande resultat i laboratorie- och djurstudier är kliniska prövningar på människor nödvändiga för att bekräfta effekten och säkerheten hos vitamin B17. Det bör noteras att cancerceller beter sig på olika sätt hos människor, djur och i laboratorier.

Inklusive kritik mot effektivitet och möjliga biverkningar ägnas nästa kapitel åt en diskussion om kontroverserna kring vitamin B17.

3.4 Kritisk utvärdering av bevisen

När man fastställer effekten av vitamin B17 är det av yttersta vikt att undersöka de tillgängliga bevisen. För att komma fram till giltiga bedömningar krävs en noggrann utvärdering av tillförlitligheten och kvaliteten på den forskning som genomförts. I detta avsnitt ges en kritisk utvärdering av den forskning som utförts.

De många olika studier och undersökningar som har genomförts gör bedömningen av bevisen för vitamin B17 till lite av en utmaning. Det finns olika åsikter och argument om de positiva och negativa resultat som återspeglas i dem. Även om vissa argument insisterar på att de tillgängliga studierna visar att vitamin B17 är effektivt vid behandling av cancer, ifrågasätter skeptiker kvaliteten och metodiken som används för att genomföra sådana studier.

För att göra en grundlig bedömning måste studiens utformning, urvalsstorlek, relevanta faktorer och metoder beaktas. Genom kritisk analys kan vi bedöma studiernas giltighet och identifiera eventuella styrkor eller svagheter.

Tillförlitligheten hos studieresultat är avgörande, vilket väcker frågan om reproducerbarhet. Forskningsresultat måste bekräftas av olika forskare för att visa att de är korrekta. Utan ytterligare studier som ger liknande resultat är trovärdigheten för studier som genomförts en gång ganska begränsad.

För att minska partiskheten är det viktigt att vi tar hänsyn till de ekonomiska intressena hos dem som finansierar forskningen. Studier som finansieras av individer eller grupper som har ett egenintresse i att förespråka vitamin B17 har visat sig vara potentiellt mindre tillförlitliga. För att undvika partiskhet är det nödvändigt att forskningen är självstyrande och fri från ekonomiska förvecklingar.

Vi måste ta hänsyn till att olika typer av cancer och vitamin B17-nivåer påverkar utfallet. Varje typ av cancer har sina egna unika egenskaper och kan reagera olika på behandlingar. Därför är det viktigt att ta hänsyn till olika typer av cancer och använda specifika doser av vitamin B17 i studier för att uppnå betydande resultat.

Beaktande av eventuella risker och biverkningar är av väsentlig betydelse för bedömningen av bevisningen. Vitamin B17 tolereras väl av de flesta människor, men biverkningar såsom kräkningar, illamående och allergiska reaktioner har förekommit. Bildandet av cyanid av amygdalin är en potentiell risk. Det är viktigt att noggrant bedöma och ta hänsyn till potentiella risker och biverkningar.

För att kunna dra välgrundade slutsatser är det viktigt att utvärdera effekten av vitamin B17. Detta innebär att man undersöker tillförlitligheten och kvaliteten på den forskning som har genomförts. Det är dock viktigt att erkänna att det finns avvikelser i de aktuella studierna och att osäkerheter kvarstår. Sammantaget är en grundlig utvärdering av de tillgängliga bevisen nödvändig.

När det gäller evidensbedömning är randomiserade kontrollerade studier (RCT) av begränsad kvantitet men avgörande i sin kvalitet. Medicinska forskare anser att RCT är bäst när det gäller att tillhandahålla den mest tillförlitliga informationen. Genom att slumpmässigt fördela deltagarna på olika behandlingsgrupper minimeras risken för snedvridna resultat. Trots detta är antalet RCT-studier som utförts på vitamin B17 fortfarande litet.

Att hämma cancercellstillväxt och främja tumörregression är några av de positiva resultat som vitamin B17 har visat i olika studier. En randomiserad studie av patienter med avancerad lungcancer visade att en kombinationsbehandling med vitamin B17 och konventionell kemoterapi var mer effektiv för att förbättra patienternas överlevnad än enbart kemoterapi. Dessa resultat tyder på en potentiell effekt av vitamin B17 vid cancerbehandling.

Många studier kunde inte bevisa fördelarna med vitamin B17. I en metaanalys fann forskarna otillräckliga bevis för att stödja vitamin B17 som cancerterapi. Forskarna upptäckte flera problem i tidigare forskning, t.ex. små provstorlekar eller otillräckliga kontrollgrupper.

Många studier har genomförts med olika doser

och former av vitamin B17, men det är viktigt att notera att de gav olika resultat. I vissa studier administrerades Laetrile intravenöst, medan andra förlitade sig på aprikoskärnor eller aprikoskärnsextrakt, vilket gör det svårt att matcha och utvärdera dem.

När man beaktar patientens individualitet är det viktigt att vara medveten om att varje person har sin egen genetiska uppsättning. Dessutom reagerar människor olika på olika behandlingar, vilket kan förklara varför vissa människor upplever fördelar med vitamin B17 medan andra inte märker några betydande förbättringar.

För att få mer tillförlitliga uppgifter måste vi titta närmare på de tillgängliga bevisen för effekten

av vitamin B17 och genomföra ytterligare först-
klassig forskning. Mer tillförlitliga resultat kan
säkerställas genom att bedöma studiekvaliteten,
överväga potentiella fördomar och genomföra
randomiserade kontrollerade försök. Kort sagt,
en kritisk granskning av effekten av vitamin B17
kräver en grundlig forskningsstrategi.

3.5 Sammanfattning och utsikter för framtida forskning

I sammanfattningen av detta kapitel vill vi
sammanfatta de viktigaste resultaten från tidiga-
re studier om vitamin B17. Baserat på vad vi vet
kan vi med säkerhet säga att åsikterna om huru-
vida vitamin B17 kan vara framgångsrikt vid be-
handling av cancer är delade och ofullständiga.

Laboratorie- och djurstudier har visat att vitamin B17 har en lovande effekt genom att hämma tillväxten av cancerceller och leda till att cancerceller dör. Ytterligare bevis på potentiell effekt ges av fallstudier och anekdotiska bevis från personer som hävdar att de har botats från cancer genom att ta vitamin B17. Eftersom dessa vittnesmål är baserade på personliga erfarenheter bör de dock behandlas med försiktighet och kan inte betraktas som vetenskapliga bevis.

De tillgängliga bevisen för vitamin B17 är blandade: vissa studier visar positiva resultat, medan andra inte kan påvisa några betydande fördelar. Noggrannheten i dessa studier kan vara partisk på grund av faktorer som otillräckliga kontrollgrupper eller små testprover, vilket resulterar i en översvämning av forskningsrapporter. Det är därför viktigt att fortsätta investera i förstklassiga forskningsstudier för att få en mer omfattande förståelse för effekten av vitamin B17.

Forskare har positiva förväntningar på den framtida användningen av vitamin B17 vid cancerbehandling. Det är dock absolut nödvändigt att kommande kliniska prövningar följer strikta vetenskapliga protokoll för att effektivt kunna mäta deras effekter. För att ge avgörande resultat måste dessa studier ta hänsyn till olika typer av cancer, flera doser av vitamin B17 och långsiktiga effekter. Dessutom bör mer omfattande studier genomföras om säkerheten och hypotetiska negativa effekter av vitamin B17.

För att kunna göra en rättvis bedömning av vitamin B17 som cancerbehandling måste vi prioritera öppenhet och oberoende i forskningen. Det innebär att vi måste redovisa finansieringskällor för att undvika intressekonflikter. Genom att noggrant granska alla tillgängliga bevis och upprätthålla pågående vetenskaplig forskning kan vi nå en välgrundad slutsats om effekten av vitamin B17.

Det potentiella botemedlet mot cancer med vitamin B17 kommer att utforskas i kommande kapitel, inklusive diskussioner om dess kontroverser, möjliga biverkningar och livsmedelsindustrins inblandning i marknadsföringen. Vi kommer också att titta på alternativa behandlingar av cancer och ge en inblick i framtiden för vitamin B17 som ett genombrott inom cancerterapi.

Kapitel 4: Kontroverser kring vitamin B17

I detta kapitel kommer vi att titta på kontroversen kring vitamin B17 som väcks av kritiker angående dess effektivitet och säkerhet. Vi kommer att analysera olika aspekter och titta på argumenten från både förespråkare och kritiker.

4.1 Kritik mot effekten av vitamin B17 och aprikoskärnor

I detta underkapitel kommer vi att titta på kontroversen kring effektiviteten av vitamin B17 och aprikoskärnor. Kritikerna hävdar att det finns begränsade vetenskapliga bevis för att dessa ämnen är effektiva vid behandling av cancer. De hävdar att många av de befintliga studierna har metodologiska brister, såsom en liten urvalsstorlek eller avsaknad av en kontrollgrupp.

Ett annat argument från kritikerna gäller de motsägelsefulla resultaten i de befintliga studierna. Medan vissa studier visar positiva effekter av vitamin B17 och aprikoskärnor på cancerbehandling, finns det också studier som inte fann några betydande fördelar. Detta tyder på att mer forskning behövs för att klargöra dessa ämnens effekt och effektivitet.

Ett tredje argument från kritikerna gäller bristen på replikering och oberoende i de befintliga studierna. Det hävdas att många av studierna antingen inte har replikerats eller kan vara påverkade av intressekonflikter. För att kunna göra en tillförlitlig bedömning av effekten är det viktigt att studierna genomförs oberoende och att resultaten upprepas av andra forskare.

4.2 Diskussion om möjliga biverkningar av vitamin B17

I detta underkapitel kommer vi att diskutera de möjliga biverkningarna av vitamin B17. Det finns forskning som pekar på potentiella skadliga effekter av vitamin B17, inklusive dess toxicitet.

En viktig aspekt av diskussionen är de potentiella toxikologiska effekterna av vitamin B17. Det påpekas att vitamin B17 innehåller amygdalin, som under vissa förhållanden kan omvandlas till cyanid i kroppen. Höga doser av vitamin B17 kan därför leda till potentiell cyanidförgiftning, vilket kan vara skadligt för hälsan. Det är viktigt att noggrant överväga dosering och användning av vitamin B17 för att minimera potentiella risker.

Förutom toxicitet finns det andra möjliga biverkningar som diskuterats i samband med användning av vitamin B17. Dessa inkluderar rapporter om gastrointestinala besvär såsom illamående, kräkningar, gastrointestinalt obehag och diarré hos vissa personer. Dessutom finns det bevis för att vitamin B17 kan interagera med vissa läkemedel. Det rekommenderas att rådfråga läkare innan du tar vitamin B17, särskilt om du tar andra mediciner. Detta är viktigt för att undvika eventuella interaktioner och för att säkerställa behandlingens säkerhet.

Dessutom finns det indikationer på att vitamin B17 kan påverka blodkoaguleringen. Hos personer med befintliga blödningsrubbningar eller som tar blodförtunnande läkemedel kan användning av vitamin B17 leda till ökad risk för blödning. Det är därför viktigt att söka medicinsk rådgivning för att identifiera eventuella risker och behandla dem på lämpligt sätt.

Det är viktigt att betona att de ovan nämnda potentiella biverkningarna av vitamin B17 inte uppträder hos alla individer och att individuell tolerans kan variera. Det är dock viktigt att vara medveten om de möjliga riskerna och att överväga att använda vitamin B17 under medicinsk övervakning.

4.3 Sammanfattning och utsikter för framtida forskning

I detta avsnitt sammanfattar vi de viktigaste resultaten från kontroversen kring vitamin B17 och ger en utblick mot framtida forskning inom detta område.

Sammanfattningsvis är effekten av vitamin B17 och aprikoskärnor vid cancerbehandling fortfarande kontroversiell. Kritikerna pekar på metodologiska brister i de befintliga studierna och betonar behovet av ytterligare oberoende forskning för att kunna dra välgrundade slutsatser.

De potentiella biverkningarna av vitamin B17, särskilt toxicitet och möjligheten till interaktioner med andra läkemedel, måste också beaktas. Det är viktigt att göra en individuell risk/nytta-bedömning med hänsyn till varje individs hälsotillstånd och personliga behov.

Mer forskning behövs i framtiden för att bättre förstå effekten och säkerheten hos vitamin B17 och aprikoskärnor. Väl utformade, randomiserade, placebokontrollerade studier med tillräckligt stora provstorlekar är avgörande för att få meningsfulla resultat.

Dessutom bör ytterligare forskning genomföras om optimal dosering, långtidsanvändning och identifiering av undergrupper av patienter som kan svara bäst på behandling med vitamin B17.

Sammanfattningsvis är det viktigt att patienter och vårdpersonal fattar välgrundade beslut om användningen av vitamin B17. En öppen och transparent diskussion om för- och nackdelar, risker och aktuella forskningsresultat är av stor betydelse för att kunna fatta ett välgrundat beslut.

I nästa kapitel kommer vi att titta på aprikoskärnindustrin och dess roll i förhållande till vitamin B17 och aprikoskärnor som en potentiell cancerbehandling. Vi kommer att titta på marknadsföringen av vitamin B17 och aprikoskärnor som botemedel och diskutera hur lobbying och politiska påtryckningar påverkar distributionen av och tillgången till dessa ämnen.

Kapitel 5: Aprikoskärnindustrin och det politiska inflytandet på vitamin B17

Detta kontroversiella kapitel handlar om säkerheten och effektiviteten hos vitamin B17, ett ämne som har orsakat debatt bland kritiker. I analysen av olika aspekter beaktas argumenten från både förespråkare och kritiker.

5.1 Marknadsföring av vitamin B17 och aprikoskärnor som cancerbehandling

Effekten av vitamin B17 och aprikoskärnor vid behandling av cancer är ett hett omtvistat ämne. Vissa skeptiker anser att det inte finns tillräckligt med vetenskapliga bevis för att stödja påståenden om deras effektivitet. De hävdar att de studier som hittills genomförts har sina egna prob-

lem, såsom otillräckliga urvalsstorlekar och av-
saknad av en kontrollgrupp.

De befintliga studierna om vitamin B17 och apri-
koskärnor är ett kontroversiellt ämne, där kriti-
kerna noterar de inkonsekventa resultaten. Me-
dan vissa studier framhåller fördelarna med des-
sa ämnen i kampen mot cancer, visar andra inga
signifikanta effekter. Det är uppenbart att mer
forskning behövs för att fastställa den verkliga
effekten och effektiviteten hos dessa behandlin-
gar.

På grund av den frekventa frånvaron och den
tvivelaktiga opartiskheten kretsar den tredje kri-
tiken från kritikerna kring bristen på konsekvens
och unika experiment i tidigare studier. Vissa

hävdar att vissa studier antingen aldrig har repli-
kerats eller kan ha påverkats av en agenda. För
att korrekt kunna mäta framsteg är det avgöran-
de att experiment genomförs oberoende av
varandra och senare granskas av ytterligare
forskare.

5.2 Lobbying och politiskt inflytande i sam-
band med vitamin B17

I detta avsnitt tittar vi på de potentiella risker
som kan uppstå vid intag av vitamin B17. Enligt
vissa studier finns det bevis för toxicitet och an-
dra negativa effekter i samband med detta kost-
tillskott.

Samtalet fokuserar på de potentiellt skadliga
egenskaperna hos vitamin B17. Detta beror på

att vitamin B17 består av amygdalin, som kan omvandlas till cyanid under vissa fysiska förhållanden. Följaktligen kan ökade mängder vitamin B17 leda till cyanidförgiftning, vilket kan vara extremt skadligt för en individs välbefinnande. Det är viktigt att tänka på hur mycket och när vitamin B17 tas för att begränsa oönskade konsekvenser så mycket som möjligt.

När man använder vitamin B17 talar man om möjliga biverkningar som går utöver ren toxicitet. Det har förekommit fall av gastrointestinala besvär som illamående, kräkningar, obehag i mag-tarmkanalen och diarré. Det har också observerats att vitamin B17 kan störa effekten av vissa mediciner. Det är tillrådligt att rådfråga en läkare innan du tar vitamin B17, särskilt om andra läkemedel tas. Detta kommer att utesluta eventuella störningar och säkerställa behandlingens säkerhet.

Fördelarna med vitamin B17 inkluderar dess förmåga att påverka blodkoagulering, men denna egenskap kan också utgöra en fara för personer som redan lider av blodkoagulationsstörningar eller för närvarande tar medicin för att tunna ut blodet. För att förhindra ökad risk för blödning rekommenderas starkt att man konsulterar en läkare för att identifiera eventuella faror och vidta lämpliga motåtgärder.

Överväg att ta vitamin B17 under medicinsk övervakning. Det är viktigt att komma ihåg att de möjliga biverkningarna som nämns inte påverkar alla, eftersom individuell tolerans kan variera. Det är dock värt att ha de potentiella riskerna i åtanke.

5.3 Etik och transparens vid marknadsföring av vitamin B17

I detta avsnitt avslöjas resultaten av kontroversen kring vitamin B17 och insikter om framtida forskning klargörs.

De potentiella fördelarna med vitamin B17 och aprikoskärnor vid cancerbehandling är kontroversiella. Befintliga studier har kritiserats för bristfälliga metoder, vilket har fått skeptiker att kräva ytterligare oberoende forskning för att slutgiltigt fastställa deras effektivitet.

När man överväger möjliga biverkningar av vitamin B17 bör man göra en individuell risk-nyttabedömning. Detta inkluderar risken för läkemedelsinteraktioner och toxicitet. Varje individs hälsotillstånd och personliga behov måste beaktas innan ett beslut fattas.

För att utveckla en mer omfattande förståelse av den potentiella effekten och säkerheten hos vitamin B17 och aprikoskärnor behövs ytterligare forskning. För att få meningsfulla resultat är det viktigt att genomföra expertledda, randomiserade, placebokontrollerade studier med stora grupper.

Optimal dosering, långtidsanvändning och identifiering av patientundergrupper som svarar bäst på behandling med vitamin B17 är områden som kräver ytterligare forskning.

Att fatta ett välgrundat beslut om användningen av vitamin B17 är avgörande. Både vårdpersonal och patienter måste ha en grundlig diskussion för att väga för- och nackdelar samt möjliga faror och forskningsresultat innan de kommer fram till en slutsats. I slutändan är transparens och öppenhet nyckeln till att fatta ett välgrundat beslut.

I samband med cancerbehandling kommer nästa kapitel att analysera den roll som industrin för aprikoskärnor och vitamin B17 spelar. Vi kommer att titta närmare på läkemedel som aprikoskärnor och vitamin B17 genom att titta på deras marknadsföring och hur lobbying och politik påverkar distributionen och tillgängligheten av dessa ämnen.

5.4 Påverkan på distributionen av och tillgången till vitamin B17

I detta underkapitel undersöks hur marknadsföring och policy påverkar tillgängligheten av vitamin B17 och aprikoskärnor, samt hur dessa faktorer kan påverka försäljning och administration av alternativa cancerläkemedel och kosttillskott. Det förväntas att undersöka hur dessa externa krafter kan påverka distributionen av vitamin B17-produkter och begränsa deras tillgänglighet.

Cancerpatienter kan få falska förhoppningar och söka alternativa behandlingar utan att göra en ordentlig bedömning av effekten eller säkerheten vid marknadsföring av vitamin B17. Detta kan leda till att beprövade konventionella medicinska behandlingar avvisas eller skjuts upp. För att cancerpatienter ska kunna fatta välgrundade beslut om behandling måste vårdpersonalen ge dem omfattande information.

Marknaden för vitamin B17 kan påverkas av politiska krafter som kan påverka tillgängligheten av dessa ämnen. Konsumenter kan möta hinder i tillgången till aprikoskärnor eller detta vitamin på grund av försäljningsrestriktioner eller förbud som införts av vissa länder eller myndigheter. Avsaknaden av tydliga regler kan också göra det riskabelt att köpa otestade eller farliga produkter på marknaden.

Komplexiteten i distributionen och tillgänglighe-
ten av vitamin B17 leder till både positiva och
negativa resultat. Den ökade tillgängligheten till
alternativa behandlingar erbjuder vissa fördelar,
men det finns en risk att individer får vilseledan-
de eller farliga produkter.

Kapitel 6: Alternativa cancerbehandlingar

I detta kapitel kommer vi att titta på alternativa metoder för cancerbehandling och analysera deras effektivitet jämfört med konventionella behandlingar. Vi kommer att undersöka olika alternativa terapier och deras vetenskapliga grund för att ge läsarna en omfattande inblick i detta ämne.

6.1 Grunderna för alternativa cancerbehandlingar

I detta segment vill vi presentera de grundläggande idéerna och standarderna för okonventionella cancerterapier. Dessa tillvägagångssätt baseras vanligtvis på en omfattande förståelse av välbefinnande och sjukdom, med huvudmålet att stärka kroppens förmåga att återhämta sig. Olika okonventionella behandlingsmetoder lyfts fram, inklusive biomedicin, näringsbehandling, akupunktur, naturopati och homeopati.

Olika alternativa terapier kan kombineras för att tillgodose patienternas individuella behov. Det är viktigt att förstå att alternativa metoder inte ska vara en ersättning för utan ett komplement till konventionell medicinsk behandling. Vi kommer att betona vikten av en heltäckande behandlingsstrategi som omfattar flera alternativa terapier.

6.2 Vetenskaplig utvärdering av alternativa cancerbehandlingar

Detta kapitel fokuserar på alternativa cancerbehandlingar och, i synnerhet, deras vetenskapliga utvärdering. Det är värt att notera att vissa terapier baseras på empiriska observationer och traditionell kunskap och ofta inte uppfyller ortodoxa medicinska standarder. Trots detta presenterar vi flera forskningsresultat och studier om effektiviteten hos alternativa terapier vid behandling av cancer.

Uppgiften att vetenskapligt utvärdera alternativa cancerbehandlingar är långt ifrån okomplicerad på grund av ett antal faktorer som måste beaktas. Patientpopulationerna varierar kraftigt, liksom de terapeutiska metoder som används,

och komplexiteten i att genomföra randomisera-
de kontrollerade studier utgör en ytterligare ut-
maning. För att kunna dra meningsfulla slutsats-
er är det avgörande att bedriva forskning på
högsta nivå.

6.3 Örtmedicin och naturopati

Fokus i detta avsnitt ligger på alternativ cancer-
terapi, vilket inkluderar örtmedicin och naturo-
pati. Vi kommer att utforska användningen av
medicinalväxter och örtextrakt för att stödja
cancerbehandling. Diskussionen kommer att om-
fatta olika växtarter och deras potentiella aktiva
ingredienser som används i denna typ av terapi.

Möjligt

Vi undersöker hur naturläkemedel påverkar cancerceller och deltar i vetenskapliga studier som undersöker effekterna av medicinalväxter och örtextrakt. In vitro- och in vivo-forskning avslöjar potentiella verkningsmekanismer och terapeutiska fördelar med att använda växtbaserade terapier.

Vid alternativ cancerbehandling används ofta välkända medicinalväxter som gurkmeja, grönt te, ginseng och mjölktistel. Deras potential för behandling av cancer ligger i deras betydande aktiva föreningar som kurkumin, katekiner, ginsenosider respektive silymarin. Studier har visat att dessa naturliga föreningar kan hämma tillväxten av cancerceller, framkalla apoptos och stärka immunförsvaret.

För att fullt ut undersöka säkerheten och effektiviteten hos naturläkemedel vid cancerbehandling är ytterligare forskning avgörande, även om deras nackdelar är erkända. Det är viktigt att förstå att dessa läkemedel inte bör betraktas som det enda botemedlet mot cancer, utan som en kompletterande behandling vid sidan av konventionell medicin. Ett nära samarbete med läkare är avgörande för att hantera potentiella läkemedelskonflikter och säkerställa en heltäckande vård.

6.4 Näringsbehandling av cancer

När vi ändå håller på med detta underkapitel skulle vi vilja belysa hur näringsterapi hjälper till vid behandling av cancer. En av de viktigaste fördelarna med en hälsosam kost är att den hjälper kroppen att hantera biverkningarna av cancerbehandling. Kapitlet innehåller en detaljerad diskussion om näringsterapi och betonar vikten av en balanserad kost som tillgodoser kroppens näringsbehov. Att bibehålla vätskebalansen är dessutom en avgörande aspekt av nutritionsbehandling, och att anpassa kosten efter patientens behov är lika viktigt.

Gröna bladgrönsaker, nötter och bär har alla antioxidativa egenskaper som aktivt kan minska cellskador från fria radikaler. För att främja tarmhälsan och underlätta matsmältningen är fiberrika livsmedel viktiga. För vävnadsreparation och tillväxt under behandlingen är det viktigt att äta proteinrika livsmedel. Den introducerar också idén om vissa livsmedel och näringsämnen som kan hjälpa till att behandla cancer.

Vissa koststrategier som kan rekommenderas för specifika cancerformer eller behandlingar håller på att undersökas. En antiinflammatorisk kost kan vara användbar för vissa cancerformer, medan en skräddarsydd kost kan hjälpa till att hantera biverkningar som aptitlöshet, smaklöshet eller illamående.

Dessutom diskuteras kosttillskott och deras eventuella funktion vid cancerbehandling. Det finns många kosttillskott som marknadsförs som hjälpmedel vid cancerbehandling. Vanliga typer, inklusive probiotika, D-vitamin, omega-3-fettsyror och antioxidanter, utvärderas och deras eventuella risker och fördelar förklaras.

Näringsterapi vid cancerbehandling handlar om individualisering. Beroende på faktorer som sjukdomsstadium, behandlingsplan, typ av cancer och individuella preferenser kan näringsbehovet variera kraftigt. För att säkerställa optimalt näringsstöd och förebygga bristsymtom är det viktigt med ett nära samarbete med en nutritionist eller dietist.

6.5 Andra alternativa metoder för cancerbehandling

Detta underkapitel fokuserar på alternativa metoder som snabbt får allt större betydelse vid cancerbehandling. Yoga, homeopati, akupunktur samt avslappnings- och meditationstekniker diskuteras. Grunderna och de potentiella fördelarna med dessa metoder förklaras och en översikt ges över den forskning som gjorts om deras effekt på stresshantering, smärtlindring, känslomässigt välbefinnande och livskvalitet hos cancerpatienter.

Som en integrerad del av en omfattande behandlingsplan bör patienter och deras familjer överväga alternativa metoder. Det är dock viktigt att notera att sådana metoder inte bör betraktas som cancerkurer i sig, utan snarare som kompletterande behandling till konventionell medicinsk behandling. Det medicinska teamets medverkan är avgörande när alternativa metoder övervägs.

Individuella behov är avgörande för en framgångsrik behandling av cancerpatienter med alternativa terapier. I detta kapitel undersöks därför den vetenskapliga grunden, fördelarna, begränsningarna och riskerna med dessa alternativa metoder. Det är dock viktigt att notera att alternativa terapier inte bör ersätta konventionella medicinska behandlingar, utan snarare komplettera dem. Ett nära samarbete med läkare är nödvändigt för att säkerställa den mest heltäckande behandlingsplanen för cancerpatienter.

6.6 Jämförelse mellan konventionella behandlingar och alternativa metoder

I detta underkapitel tar vi en närmare titt på jämförelsen mellan konventionella och alternativa cancerbehandlingar. Vi går igenom fördelarna och nackdelarna med varje behandling och utvärderar det vetenskapliga stödet för deras säkerhet och effekt.

Låt oss nu ta en titt på några av de konventionella behandlingsalternativen för cancer, inklusive strålbehandling, kemoterapi och kirurgi. Att undersöka deras framgångsnivåer, potentiella biverkningar och hur de fungerar kommer att stå högt på vår agenda. För att göra våra ämnen mer aktuella kommer vi också att presentera den senaste utvecklingen inom cancerforskningen, såsom målinriktade terapier och moderna immunterapier.

I de föregående underavsnitten diskuterades olika alternativa metoder för cancerbehandling. Efter noggrann analys jämför vi nu dessa alternativ med konventionella metoder för cancerbehandling. Vår granskning omfattar överväganden av vetenskapliga bevis och jämförelser av studier som utvärderar effektiviteten hos både konventionella och alternativa behandlingsalternativ.

Genom att kombinera konventionella och alternativa metoder i en integrativ behandlingsstrategi kan en optimal behandling av patienten säkerställas. Det bör dock noteras att inte alla alternativa metoder är vetenskapligt välgrundade eller lika effektiva som konventionella metoder. Att ta hänsyn till patientens individuella behov och omständigheter och väga fördelar och nackdelar är avgörande.

För att kunna erbjuda patienterna bästa möjliga

behandling är det viktigt att vårdpersonalen har ett nära samarbete med patienterna och deras familjer och tar hänsyn till deras fysiska, känslomässiga och psykosociala behov. För att uppnå detta är betoningen på holistisk vård avgörande.

6.7 Slutsatser och utsikter

I det sista underkapitlet i vår bok tar vi en titt på framtiden för cancerbehandling med vitamin B17 och andra okonventionella metoder. Vårt fokus kommer att ligga på de viktigaste slutsatserna som vi har dragit av boken och på att belysa de tvivel och begränsningar som finns i vår befintliga kunskap.

Det är viktigt att lyfta fram den vetenskapliga undersökningen av alternativa cancerbehandlingar som vitamin B17 när det gäller deras effektivitet. Fler högkvalitativa studier behöver genomföras för att bekräfta eller avfärda dessa tillvägagångssätt, eftersom det är viktigt att säkerställa deras säkerhet och effektivitet.

Att se till helheten, förlita sig på vetenskapligt grundade bevis och ifrågasätta alternativa behandlingar är viktiga sätt att fatta välgrundade beslut om cancervård. Öppen kommunikation med vårdpersonal är också avgörande. Dessa rekommendationer prioriterar kritisk utvärdering av tillgänglig information och ger läsarna möjlighet att ta kontroll över sina egna behandlingsbeslut.

Vi betonar vikten av fysisk, känslomässig och

psykosocial hälsa och diskuterar stödjande vård för cancerpatienter. Vi kommer också att ta upp vikten av egenvård, stresshantering och motion som ett omfattande hälsostöd under behandling och återhämtning.

Det kommer att betonas att cancerforskningen ständigt utvecklas och att nya terapeutiska alternativ och insikter kan komma att bli tillgängliga i framtiden. När vi blickar framåt kommer vi att diskutera den kommande utvecklingen inom cancerbehandling och betona vikten av framsteg inom genetisk forskning, individanpassad medicin och immunterapi.

Den här boken ger omfattande information om vitamin B17, aprikoskärnor och alternativa metoder för cancerbehandling. Läsarna kan fatta välgrundade beslut om behandlingar och få en grundläggande förståelse för komplexa cancerproblem och alternativa behandlingar. Det är viktigt att betona att denna bok är avsedd i informationssyfte.

Det är viktigt att konsultera kvalificerad medicinsk personal för individuell behandling, eftersom denna bok inte är avsedd att vägleda dessa beslut. Kom ihåg att denna handbok inte ersätter medicinsk rådgivning. Se till att du söker lämplig rådgivning utifrån ditt individuella tillstånd.

Syftet med denna bok är att utöka läsarnas kunskaper om cancerbehandling och samtidigt ge dem en djupgående undersökning av vitamin

B17, aprikoskärnor och andra alternativa behandlingar. I slutändan vill vi ge läsarna de verktyg de behöver för att fatta välgrundade beslut om sin hälsa.

Efterord

Kära läsare,

När jag nu avslutar denna bok om alternativa metoder för cancerbehandling och aprikoskärnor är det med glädje jag vill uttrycka min djupaste uppskattning till er alla. Jag är tacksam för möjligheten att få dela detta omfattande och insiktsfulla arbete med er. Mitt mål var att ge dig en heltäckande förståelse för detta ämne och att hjälpa dig att förstå de komplexa aspekterna av cancerbehandling.

Under arbetet med den här boken undersökte vi grundligt de potentiella fördelarna med aprikos-kärnor och vitamin B17 vid cancerbehandling.

Vår undersökning omfattade forskning om dessa metoders rika historia och bakgrund, analys av befintliga bevis och kontroverser kring deras användning, samt undersökning av olika teorier bakom vitamin B17. Dessutom jämförde vi alternativa cancerbehandlingar med de mer allmänt använda konventionella metoderna.

Individuell bedömning och rådgivning från kvalificerad medicinsk personal är avgörande för dem som står inför en cancerdiagnos. Därför måste det understrykas att denna bok inte ersätter medicinsk rådgivning. Som en källa till information och vägledning kan den hjälpa enskilda personer i deras beslutsfattande och personliga forskning.

Din individuella väg till tillfrisknande är det viktigaste när du väljer en metod för cancerbehandling. När du utökar din kunskap genom den här boken hoppas jag att du hittar alternativa metoder som passar dig. Kom ihåg att det är viktigt att hålla sig informerad för att kunna behålla kontrollen över sin hälsa.

Slutligen vill jag framföra mitt hjärtliga tack till var och en av er. Ert intresse för den här boken betyder mycket för mig och jag hoppas innerligt att den har gett er ett nytt perspektiv på saker och ting. Utan expertisen, intellektet och forskningen hos de många vetenskapsmännen, forskarna och experterna skulle den här boken inte ha varit möjlig. De har min oändliga uppskattning.

På din väg mot personlig återhämtning och bibehållen god hälsa önskar jag dig helhjärtat allt gott. Må du vara full av mod, optimism och uthållighet för att möta hinder och njuta av ett liv med välbefinnande.

Med vänlig hälsning,

Hans C. Bayer